AF246708

LUNETTES ET PINCE-NEZ

A

VERRES ATHERMANES

Etude médicale et pratique

sur les verres teintés et leurs indications en hygiène

et thérapeutique oculaire.

Par le Docteur A. FERRET

ANCIEN CHIRURGIEN EN CHEF DE L'HOPITAL DE MEAUX

ANCIEN MÉDECIN-ADJOINT DE LA CLINIQUE NATIONALE OPHTALMOLOGIQUE

DES QUINZE-VINGTS DE PARIS

> « L'homme ne saura jamais assez ce que
> peut la nature, ni ce qu'il peut sur elle. »
> BUFFON.

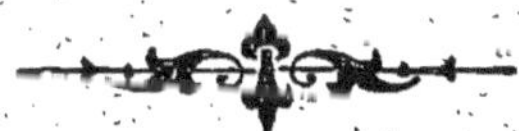

PARIS

CHEZ L'AUTEUR, 49, BOULEVARD SAINT-GERMAIN

ET CHEZ MM. GAUTHIER ET BONDIER-MOROT, OPTICIENS

41, rue des Francs-Bourgeois.

—

1892

LUNETTES ET PINCE-NEZ

A

VERRES ATHERMANES

Etude médicale et pratique
sur les verres teintés et leurs indications en hygiène
et thérapeutique oculaire.

Dans un très grand nombre de cas, les yeux sont désagréablement ou même douloureusement impressionnés par la lumière; soit que cette lumière se présente avec une intensité exagérée, soit que les yeux se trouvent doués d'une impressionnabité morbide. Et c'est dans ces circonstances, qu'une observation déjà ancienne, a montré, que les lunettes ou pince-nez à verres teintés exercent une action favorable.

Beer, à la fin du siècle dernier, parle déjà dans ses ouvrages de conserves de couleurs verte, jaune ou bleue, comme étant d'un usage courant. Mais ni lui ni ceux qui l'ont suivi, ne donnent aucun détail sur le mode d'action intime de ces verres, pas plus que sur les raisons qui doivent faire préférer une couleur à une autre, dans tel ou tel cas déterminé. Aussi, la prescription de ces verres

était-elle, à l'époque de Beer, et est-elle encore
restée depuis, absolument empirique, sinon pure-
ment une affaire de mode et de caprice.

Après avoir eu longtemps la préférence, les
verres verts ont été délaissés en faveur des bleus
et des fumés, qu'on tend aujourd'hui à remplacer
par les jaunes. Et cela, sans qu'on ait su, jusqu'à
présent tirer des observations faites aucune con-
clusion pratique, pouvant mettre en évidence les
propriétés spéciales de ces verres et permettant de
poser des indications précises; fait qui n'a, d'ailleurs rien de surprenant, quand on voit de quelle
façon la question est comprise par les praticiens
et quelles erreurs énormes ont cours à ce sujet.

Pour porter la lumière dans cette question, et
arriver à donner à la pratique une règle simple et
précise, il faut, en effet, s'astreindre à une mé-
thode rigoureuse. D'abord bien préciser les indications à remplir; puis déterminer le mode d'action des différents verres colorés, et voir enfin si
leurs propriétés reconnues répondent aux déside-
rata de la thérapeutique.

La lumière solaire, avec toutes ses radiations

constituantes, est comme on sait, l'excitant physiologique de l'œil normal. Aussi tant que cette
lumière ne se présente pas avec une intensité exagérée, et que l'œil n'est, en même temps, le siège
d'aucun processus morbide, n'y a-t-il pas lieu
d'interposer entre l'organe et la source lumineuse
rien qui doive modifier la constitution ou l'intensité de la lumière.

Est-ce à dire pour cela que, parmi toutes les
radiations constituantes de la lumière solaire, il
n'en est aucune qui puisse avoir pour la rétine
une action nocive? Pas le moins du monde.

Si en effet, grâce à une analyse minutieuse, on
suit les radiations dans leur trajet intra-oculaire
jusqu'à la rétine, on constate alors que seules les
radiations de la partie moyenne du spectre arri-
vent jusqu'à la membrane sensible, et que les
radiations extrêmes (caloriques et chimiques) sont
pour la plus grande partie arrêtées en route dans
les différents tissus et humeurs qu'elles doivent
traverser (cornée, humeur aqueuse, cristallin,
corps vitré), pour arriver jusqu'au fond de l'œil.

Ces parties de l'œil doivent vraisemblablement
cette propriété absorbante remarquable à l'eau qui

entre, pour une très forte proportion dans leur constitution et qui est, comme on sait, imperméable aux radiations caloriques obscures infrarouges, ainsi qu'aux radiations ultra-violettes du spectre.

Quoiqu'il en soit de cette explication, il n'en reste pas moins ce fait que les milieux réfringents de l'œil constituent de véritables écrans, perméables seulement aux radiations qui développent les sensations lumineuses et présentant un obstacle infranchissable à ces radiations chimiques et caloriques inutiles pour la vision et dangereuses pour la membrane sensible.

La constatation de ce fait physiologique va nous mettre sur la voie du rôle que jouent les verres de lunettes teintés.

L'écran physiologique dont nous venons d'indiquer les fonctions pourra en effet se trouver insuffisant, et cela de différentes façons.

Dans quelques cas il peut arriver que l'intensité lumineuse soit exagérée au point d'incommoder des yeux d'ailleurs sains, et que l'écran physiologique bien qu'il ait son fonctionnement normal se trouve au-dessous de la tâche exagérée qui lui est imposée.

D'autres fois la membrane sensible aura acquis une susceptibilité morbide, et alors bien que la lumière n'ait pas une trop grande intensité et que l'écran fonctionne normalement, la rétine sera douloureusement impressionnée par le peu de radiations caloriques et chimiques qui auront échappé à l'absorption (c'est le cas de certaines névro-rétinites et atrophies de la papille).

Dans d'autres cas enfin le pouvoir absorbant des tissus sera diminué ou même complétement supprimé, comme cela se rencontre dans un grand nombre d'affections inflammatoires de l'œil. Il semble alors que par suite de l'épanchement, en plus ou moins grande proportion, de produits inflammatoires dans les humeurs de l'œil, ces dernières cessent d'être imperméables aux radiations qu'elles arrêtaient à l'état physiologique. L'écran ne fonctionne plus, ou seulement d'une façon insuffisante.

Toutes les fois que pour une raison quelconque existe une insuffisance relative ou absolue de l'écran physiologique, cet état se traduit par un symptôme caractéristique : la photophobie. Symptôme auquel la pratique a empiriquement trouvé le moyen de remédier, dans une certaine mesure, par [la prescription de lunettes à verres teintés. Ces verres en atténuant la photophobie suppléent donc à l'action insuffisante de l'écran physiologique. Et c'est l'étude de leur mode d'action intime qui va nous apprendre comment et dans qu'elle mesure s'opère cette suppléance.

Actuellement les teintes fumées, bleues et jaunes sont les seules qui soient restées dans la pratique. Toutes les autres qui ont été essayées ont, en effet, été successivement abandonnées, après avoir été reconnues moins avantageuses que ces dernières. Aussi concentrerons-nous surtout notre examen sur ces trois sortes de verres.

Une observation sommaire montre que les verres fumés (smoke ou neutral tint-glass) paraissent atténuer l'intensité de la lumière comme le ferait un rideau tiré devant une fenêtre. Ces verres sembleraient donc être ceux qui devraient suppléer le mieux à l'insuffisance de l'écran physiologique. Mais une analyse plus complète montre qu'en traversant un verre fumé les radiations solaires ne sont pas toutes atténuées d'une façon uniforme. Les radiations lumineuses sont bien absorbées en proportion notable et d'autant plus forte que la teinte est plus foncée; mais les radiations chimiques, les radiations caloriques et surtout les caloriques obscures sont absorbées en bien moins grande proportion relative. Et ce sont justement celles-là qui sont dangereuses pour l'œil.

Quelques-uns des verres fumés qu'on trouve dans le commerce présentent bien une nuance violette, grâce à laquelle est notablement augmenté leur pouvoir absorbant pour les radiations de faible réfrangibilité (radiations caloriques). Mais en même temps, augmente dans une proportion égale, la perméabilité de ces verres pour les radiations de l'autre extrémité du spectre. De sorte que l'avantage que ces verres fumés-violets font gagner d'un côté se trouve perdu de l'autre.

Les verres bleus (bleu-cobalt ou de Prusse) ont la propriété d'absorber le groupe des radiations spectrales les moins réfrangibles (les caloriques obscures) ; aussi exercent-ils une action assez favorable sur les yeux enflammés, en les mettant à l'abri de quelques-unes des radiations les plus propres à augmenter la congestion. Mais ces verres présentent l'inconvénient de laisser passer d'une façon complète tout le groupe des radiations chimiques.

Par contre les verres jaunes (canary-glass) sont perméables à ces radiations caloriques qui sont éteintes par les verres bleus, mais ils absorbent le groupe des radiations les plus réfrangibles (radiations chimiques) que laissent passer les verres bleus.

Les détails dans lesquels nous venons d'entrer, permettent de comprendre pourquoi aucun des verres teintés actuellement employés en pratique ne donne des résultats complétement satisfaisants. Ces différents verres possèdent, il est vrai, dans une certaine mesure, une action favorable qu'ils doivent à ce que chacun d'eux atténue l'intensité d'une certaine espèce de radiations ; mais aucun ne présente une action analogue à celle de l'écran physiologique qui arrête en même temps les radiations des deux extrémités du spectre (les caloriques et les chimiques). Aucun ne peut donc suppléer, d'une façon complète, à l'action insuffisante de cet écran.

Mais, ce que ces verres, pris isolément, ne peuvent donner, il suffit pour l'obtenir de combiner leur action, de l'additionner pour ainsi dire, en les superposant.

La combinaison qui, théoriquement, supprimerait le mieux toutes les radiations extrêmes qui sont reconnues comme nuisibles, serait la superposition du rouge et du violet. Mais cette combinaison présente le grand inconvénient d'une très faible luminosité.

La superposition des verres bleus et jaunes offre, par contre, l'avantage d'une combinaison qui donne beaucoup plus de clarté, tout en possédant, pratiquement, une action protectrice excellente; aussi, est-ce à cette combinaison jaune-bleu que nous donnons la préférence en pratique.

Dans les cas où il serait indiqué d'atténuer d'une façon très marquée, l'intensité des radiations lumineuses, on pourra ajouter une teinte fumée; combinaison qui est réalisée dans les verres dits « gris-jaunes » qu'on trouve dans le commerce. La combinaison sera alors « bleu-gris-jaune ».

Les verres seront de teinte plus ou moins foncée, selon que l'irritabilité oculaire à laquelle on aura à remédier sera elle-même plus ou moins marquée, et qu'il sera, par suite; indiqué d'atténuer, dans une proportion plus ou moins forte, les radiations nuisibles. En pratique nous adoptons trois numéros de teintes, allant de 1 à 3, du plus clair au plus foncé.

La teinte numéro 2 est celle qui convient le mieux dans l'immense majorité des cas; ce sera notre type normal, que nous recommandons, d'une façon générale, et qui devra toujours être délivré par les opticiens aux malades, à moins qu'un autre numéro ne soit expressément indiqué.

Les verres teintés que nous préconisons pour les yeux, se différencient absolument, comme on le voit, de tous ceux qui sont actuellement en

usage : au lieu d'être, en effet, comme ces derniers, taillés dans une substance qui présente la
même coloration dans toute sa masse, ils sont
constitués par la superposition de deux verres de
coloration différente (l'un jaune et l'autre bleu).

Ces verres composés peuvent, comme les autres,
être adaptés à toute sorte de montures de lunettes,
pince-nez ou monocles; on peut leur donner toutes
les formes qui répondent aux différentes indications de l'oculistique (verres de conserves de
forme coquille ou plane; verres de presbytes ou
de myopes; verres cylindriques ou prismatiques).

Pour les verres coquilles et plans, la superposition se comprend sans qu'il soit besoin d'explica-
tions. Pour les verres sphériques convexes ou con-
caves, ainsi que pour les cylindriques et les prismatiques, la solution pratique est dans l'adosse-
ment, deux à deux, par leurs faces planes, de
verres plans-sphériques, plans-cylindriques, etc.,
de force réfringente appropriée et de coloration
différente.

Sans entrer ici dans des détails de fabrication,
ajoutons, cependant, que le collage des verres a
été reconnu préférable à leur simple juxtaposition.

Nous désignerons ces verres sous le nom de verres *athermanes* et *anactynomanes* (c'est-à-dire verres relativement imperméables aux radiations caloriques et chimiques. Pour éviter les longueurs, en pratique, nous les appellerons simplement VERRES ATHERMANES.

Nous ne devons pas abandonner ce sujet, sans dire quelques mots de la forme la meilleure à donner à ces verres, dans tous les cas où ils ne doivent jouer qu'un rôle protecteur, sans exercer sur la lumière aucune action réfringente.

Les verres les plus généralement employés, aujourd'hui, en pareil cas, sont les verres bombés de forme dite « coquille ». Ces verres protègent bien les yeux, de face et latéralement; mais, en plus de leur aspect disgracieux, ils présentent le grave inconvénient de n'avoir pas partout la même épaisseur. Ils sont plus minces au centre qu'à la périphérie; et ils doivent à cette particularité la propriété de réfracter la lumière comme le feraient des lentilles biconcaves faibles. Ces verres coquilles agissent donc, en réalité, comme des verres périscopiques de myopes.

Cette action réfringente est, à la vérité, sans inconvénient pour des yeux myopes ; mais elle présente pour ceux qui ne le sont pas (et c'est heureusement le plus grand nombre), de graves dangers.

Si, en effet, on place de pareils verres devant un œil qui n'est pas myope, l'accommodation entrera en jeu, immédiatement et d'une façon instinctive, pour annuler l'action réfringente négative du verre. Et l'effort accommodatif qui se produit ainsi, s'accompagnera d'un état hypérémique très dangereux pour un organe déjà malade.

Il est vrai que, par un mode de fabrication spécial, on peut obtenir des verres coquilles dits « verres coquilles travaillés » qui ne présentent pas les inconvénients que je viens de signaler. Mais, comme ces verres sont d'un prix beaucoup plus élevé, et qu'à première vue rien ne les distingue de ceux qui sont défectueux, ce sont ces derniers qui, d'une façon à peu près exclusive sont débités au public. Il faut croire, d'ailleurs que la fabrication de verres coquilles parfaitement neutres présente de grandes difficultés, puisque la plupart de ceux qu'on donne comme tels, dans le commerce, réfractent encore la lumière d'une façon très appréciable.

Ces différentes raisons nous ont déterminé à rejeter de la pratique courante la forme coquille, et à la réserver seulement pour les cas dans lesquels elle peut seule assurer une protection efficace.

Dans le plus grand nombre des cas, en effet, pour assurer aux yeux une protection efficace, des verres de forme plane suffisent, à condition qu'ils soient suffisamment larges. Aussi, pour la pratique courante, et d'une façon générale, adoptons-nous de préférence les conserves à verres plans, qui sont d'un aspect moins disgracieux et n'exercent sur les radiations aucune action réfringente nuisible aux yeux.

Notre type normal de conserves à verres athermanes sera donc constitué par des verres plans de teinte n° 2.

Dans un très grand nombre d'affections des yeux, ce sont les radiations extrêmes (caloriques et chimiques) qui aggravent les accidents, en provoquant la congestion et la fluorescence des tissus.

Grâce à nos verres *athermanes*, qui ne laissent arriver aux yeux qu'une lumière dans laquelle ces radiations nuisibles sont atténuées, on fera disparaître la plupart des accidents.

De plus, les malades, débarrassés de toute sensation d'éblouissement, pourront profiter de ce qui leur reste de force visuelle, qui sans cela serait inutilisable à la lumière naturelle.

En résumé, le nouveau système de verres que nous recommandons à l'attention des médecins et des opticiens, présente l'avantage d'atténuer les radiations caloriques et chimiques qui sont les éléments de la lumière surtout dangereux pour les yeux fatigués ou malades.

Ces verres que nous désignons sous le nom de *verres athermanes*, diffèrent absolument par leurs propriétés et leur mode de fabrication de tous ceux qui sont actuellement en usage. Au lieu d'être, en effet, taillés dans une substance qui présente la même coloration dans toute sa masse, ils sont constitués par la superposition de deux verres de couleur différente, jaune et bleue.

Grâce à leur emploi, on voit rapidement diminuer et même disparaître tout à fait les accidents les plus pénibles des ophtalmies. Et leur usage habituel n'est pas moins avantageux pour les yeux sains, qui se trouvent ainsi préservés de toute fatigue et de toute irritation.

MM. GAUTHIER et BONDIER-MORET, opticiens, 41, rue des Francs-Bourgeois, à Paris, sont spécialement chargés de la fabrication des lunettes et pince-nez à verres athermanes, dont les types ont été déposés, conformément à la loi.

Paris. — J. Mersch, imp. 22, Pl. Denfert-Rochereau.

Paris. — J. Marsch. imp. 22, Pl. Denfert-Rochereau.